Delphine Bouckaert

Face-Kido La méthode de rajeunissement naturelle

Delphine Bouckaert

Face-Kido La méthode de rajeunissement naturelle

Éditions Vie

Imprint
Any brand names and product names mentioned in this book are subject to trademark, brand or patent protection and are trademarks or registered trademarks of their respective holders. The use of brand names, product names, common names, trade names, product descriptions etc. even without a particular marking in this work is in no way to be construed to mean that such names may be regarded as unrestricted in respect of trademark and brand protection legislation and could thus be used by anyone.

Cover image: www.ingimage.com

Publisher:
Éditions Vie
is a trademark of
Dodo Books Indian Ocean Ltd. and OmniScriptum S.R.L publishing group

120 High Road, East Finchley, London, N2 9ED, United Kingdom
Str. Armeneasca 28/1, office 1, Chisinau MD-2012, Republic of Moldova, Europe
Managing Directors: Ieva Konstantinova, Victoria Ursu
info@omniscriptum.com

Printed at: see last page
ISBN: 978-3-639-63501-0

FACE-KIDO

La méthode de rajeunissement naturelle

PREFACE

Qu'est-ce que la beauté ? Le souci de l'esthétisme dans les dimensions qui nous entourent ou l'euphorie qu'une image projetée dans notre rétine ? La beauté n'est-elle que superflue et différente à chacun ou fait-elle partie d'un code culturel basée sur des lois définies ?

Quelle que soit la définition que vous lui donnez, l'intérêt qu'on lui porte est en réalité le ressenti, le sens que vous donnez à l'impalpable, ce que d'autres appellent également le bonheur que l'on ressent…

INTRODUCTION

L'idée de la beauté et de l'esthétique, ainsi que ce qu'ils symbolisent pour moi, est de réconcilier le corps et le l'esprit dans un domaine tellement attendu : le bien-être. Mon approche est simple, considérer l'individu dans sa globalité, dans une logique liée au monde qui l'entoure.

Je souhaite donc vous présenter au mieux, des conseils pratiques, des solutions efficaces. Des techniques ancestrales aux techniques nouvelles, ce livre rassemble des techniques de rééducations dermatologiques, de véritables secrets de beauté…

UN VIEILLISSEMENT NATUREL

La peau est le miroir reflétant et amplifiant des réactions internes de l'organisme. Sa structure est composée de :

- L'épiderme en surface, composé d'un tissu de revêtement : le tissu épithélial.

- Le derme, la couche moyenne, composé d'un tissu de soutien : le tissu conjonctif.

- L'hypoderme, la couche la plus profonde, est composé d'un tissu adipeux, où se trouve la réserve de graisse.

Au fur et à mesure que le temps passe, la circulation se fait parfois plus difficilement, les apports en oxygène s'amenuisent, les cellules s'affaiblissent. Le ciment intercellulaire, appelé matrice cellulaire, ne joue plus son rôle de consolidateur, la peau devient moins tonique, perd de son élasticité.

La matrice cellulaire se compose de différentes macromolécules fabriquées par les fibroblastes (situés dans le tissu conjonctif) :

- Le collagène situé dans le derme superficiel et profond, c'est la molécule la plus abondante du tissu conjonctif.

- La réticuline constitué de fibres très minces qui sert de trame et de soutien dans le derme superficiel.

- L'élastine, sa structure fibreuse donne l 'élasticité à la peau, elle est situé dans le derme superficiel, moyen et profond.

- Les protéoglycanes qui forment un amas volumineux en remplissant les espaces entre le collagène et l'élastine. Ils sont reliés entre eux par l'acide hyaluronique qui joue un rôle très important dans l'hydratation des tissus.

- Les glycoprotéines de structure qui assurent l'adhésion des cellules avec les fibres (sorte de « crampons »).

En vieillissant la production d'élastine et de collagène est moins performante. Le métabolisme change sans cesse, dès la période de puberté, l'adulte est en stabilisation 5 à 7 ans puis la dégradation des cellules commencent.

Alors quelle est la source physiologique de vieillissement?...Les signes de vieillissement visibles sur un visage sont non seulement les rides superficielles et profondes mais aussi la ptose ou relâchement cutané, une véritable attraction de la peau vers le centre de la terre...

Mais comment lutter contre ces témoins du temps?...Je pense que tout résultat ne peut être atteint que par une réelle motivation, un investissement quotidien et une discipline régulière. C'est le "tout" qui vous donnera le résultat, que ce soit dans l'acte comme dans la philosophie...

LE RÔLE DE LA PEAU

La peau, support et texture lisse différente à chacun est désormais considérée comme un organe vivant, elle joue un rôle primordiale entre l'extérieur et l'intérieur. Mais quelle est sa fonction ?

•   Protection, elle amortit des chocs et protège les muscles et organes.

•   Sensibilité grâce au sens du toucher (sensations tactiles, de pressions, de douleurs et thermiques…).

•   Thermo-régulation (contre l'élévation thermique par la vasodilatation et la sudation et le froid par la vaso-constriction et l'horripilation).

•   Sécrétion : les glandes sudoripares sécrètent la sueur et les glandes sébacées sécrètent le sébum.

•   Absorption au niveau de la couche cornée et des follicules pilo-sébacés… attention tout passe par la peau…

•   Respiration car par ses cellules l'épiderme procède à des échanges gazeux comme l'oxygène.

•   Réserve : au niveau de la couche de l'hypoderme les cellules de graisses gardées par les adipocytes.

•   Production de vitamine D : sous l'influence des U.V. et d'une partie du cholestérol.

•   Electrique : la peau est chargée négativement, elle attire les ions chargés positivement et repousse les ions chargés négativement.

Alors la peau est-elle seulement qu'une enveloppe ou le reflet de nous même ?

L'HYGIENE DE VIE :

UN RESULTAT SAIN

L'hygiène de vie peut donner un résultat en soi au niveau de la peau. Un corps maltraité (alcool, cigarette, stress, ou autre excès…) s'exprimera par une peau asphyxiée, grise ou au contraire saturée de rougeur. Le foie va drainer au maximum les toxines et les éliminer, d'où l'importance de boire suffisamment d'eau (1 litre par jour minimum), attention trop d'eau (plus de 2 litres) fatigue les reins…

Seulement quand le seuil est dépassé un pourcentage n'est plus filtré, ce qui vient engorger les tissus et modifier l'aspect de la peau. L'organisme privilégie les organes importants et vitaux à la peau. C'est donc l'aspect extérieur, la peau, qui montrera les premiers signes d'excès et de fatigue du corps. Elle est donc révélatrice, soyez-y attentif…

"NOUS SOMMES CE QUE NOUS MANGEONS..."

Nourrir le corps par l'intérieur aura un effet plus efficace proportionnellement que de le nourrir de l'extérieur : vous pourrez mettre de merveilleuse crème dernière technologie si vous nourrissez mal votre corps par des excès ou par manque d'éléments nutritifs vous n'aurez pas le résultat désiré.

Commencez par vous faire plaisir en restant en équilibre dans les dosages (pas plus d'un bol de riz en quantité) et essayez de manger de tout en respectant les produits saisonniers. La nature nous offre ce qui est bon pour nous au bon moment…

Dans la philosophie japonaise, basée sur le yin et le yang, il y a 4 saisons mais aussi 4 intersaisons, le tout est attaché aux cinq éléments (que je développe dans le chapitre médecine chinoise). Le rattachement des saisons, l'intersaison, pour les asiatiques sera l'élément terre (ex. avec l'arrivée de l'automne l'arrivée des légumes comme les potirons nous aiderons à retrouver nos racines et notre énergie nécessaire à ce moment là.)

Ecoutez votre corps et restez logique avec vous même car vous savez en vous même ce qui est bon pour vous…

LES RADICAUX LIBRES

Ce sont des réactions d'oxydation qui libèrent des radicaux libres : Par un processus chimique au cours duquel une molécule instable, par manque d'électron, va capturer un électron. Laissant cette dernière à la recherche elle aussi d'un électron à s'approprier...

Les radicaux libres ont la propriété de réagir avec d'autres substances et de former des substances toxiques. Ils essaient de s'approprier un peu partout les électrons manquant. Cette réaction se poursuit jusqu'à ce qu'un antioxydant interrompe la réaction en chaine en les neutralisants.

Par excès de radicaux libres, il peut en résulter une dégradation des protéines, des lipides et de notre ADN.

Que font les antioxydants dans notre organisme?

-Protection contre l'oxydation des LDL (liaisons cholestérol)

-Protection des cellules endothéliales (veines)

-Réduction de la quantité de radicaux libres

-Protection contre les dégradations liées au vieillissement

Il a été démontré que les antioxydants atténuent et ralentissent le processus de vieillissement. Dans la longue liste des antioxydants, on site bien sûr les vitamines et sels minéraux.

LES VITAMINES ET LES SELS MINERAUX.

- *La vitamine E ou Tocophérol :*

• *Origine Animale :* La Vitamine E est présente dans les viandes, les œufs, le foie, le lait et ses dérivés.

• *Origine Végétale :* La Vitamine E est présente en abondance dans les huiles d'origine végétale ainsi que dans les fruits secs tels que noisettes, arachides et amandes.
La vitamine E est un puissant antioxydant qui s'oppose à l'action néfaste des radicaux libres sur les cellules de notre corps :

Effet :

Anti Vieillissement : En protégeant les cellules de notre corps de l'action néfaste des radicaux libres, la Vitamine E en ralentit le vieillissement.

Défenses immunitaires : En protégeant nos cellules, la Vitamine E renforce en conséquence nos défenses immunitaires.

- *Vitamine A ou Rétinol :*

La vitamine A existe dans la nature sous deux formes :

• *Le Rétinol :* C'est la forme active de la vitamine A, elle est directement assimilable par le corps.

• *La Provitamine A :* Il s'agit ici d'un précurseur de la vitamine A dont le plus connu est le béta-carotène. Cette provitamine A est transformée par l'intestin en rétinol utilisable par le corps.

La Vitamine A ne se trouve que dans les aliments d'origine animale, mais elle existe également dans les aliments d'origine végétale sous forme de Provitamine A :

• *Origine Animale :* Sous forme de rétinol, la Vitamine A est présente dans le foie de nombreux produits animaux, en particulier les poissons, le veau, le porc ainsi que dans le lait et ses dérivés et le jaune d'œuf.
• *Origine Végétale :* Sous forme de Provitamine A, la Vitamine A est présente dans de nombreux végétaux dont la teneur en béta-carotène est proportionnelle à l'intensité de la couleur.

Effet :
Tissus : La vitamine A favorise le développement des tissus épithéliaux tels que la cornée, l'intestin et les voies respiratoires. Elle a également un effet bénéfique sur la peau en favorisant la cicatrisation et en prévenant les affections dermatologiques telles que l'acné.

Anti Vieillissement : En bloquant le développement des radicaux libres, la vitamine A ralentit le processus de vieillissement.
  • **La vitamine B2 ou Riboflavine :**

• *Origine Animale :* La Vitamine B2 est présente surtout dans la viande de bœuf et de porc, dans le foie, le cœur et les reins d'animaux, dans le lait et ses dérivés et dans les œufs.

• *Origine Végétale* : La Vitamine B2 est surtout présente dans les levures, le germe de nombreuses céréales et les fruits secs.

Effet :

Santé de la Peau : Elle joue un rôle dans la production d'énergie de nos cellules. L'éclat de la peau n'en sera que amélioré.

- **La vitamine C ou Acide ascorbique :**

La vitamine C est la star des vitamines, c'est celle dont nous avons besoin en plus grande quantité.

Elle est très répandue dans la nature, on la trouve surtout dans les aliments d'origine végétale et en moindre quantité dans les aliments d'origine animale.

• *Origine Animale* : La Vitamine C est présente surtout dans les foies d'animaux et dans la chair de certains poissons comme le saumon, le thon ou l'anguille.

• *Origine Végétale* : La Vitamine C est présente dans pratiquement tous les végétaux. On la rencontre dans le persil, le piment, le poivron et surtout dans les agrumes et dans de nombreux fruits qui, consommés crus, conservent au maximum cette vitamine qui est en partie détruite par la chaleur lors de la cuisson des légumes.

Par son action anti-oxydante, la Vitamine C bloque l'effet néfaste des radicaux libres, elle a de plus une action régénérante sur la Vitamine E, retardant ainsi le vieillissement de nos cellules.

Effet :

Favorise l'entretien des tissus : La Vitamine C favorise la formation du Collagène, cette protéine joue un rôle important dans la construction et l'entretien des tissus tels que la peau, les cartilages, les vaisseaux sanguins, les os et les dents.

Accélère la cicatrisation : Par son rôle déterminant dans l'entretien des tissus, la Vitamine C favorise par là-même la cicatrisation.

Les bioflavonoïdes constituent un autre groupe important d'éléments exerçant en effet antioxydant comme par exemple les flavonoïdes présents dans le citron, le soja, le thé vert (provenant du théier Camellia sinensis) et aussi le vin... Des études scientifiques prouvent même qu'un verre de vin par jour dilué dans un peu d'eau a un bon effet sur les radicaux libres!

Les acides aminés comme le coenzyme Q10, la cystéine (aux effets notamment sur les cheveux et les ongles), la tyrosine, la tryptophane, la méthionine sont tout autant d'élément agissant sur la peau.

Pourtant malgré de bonnes habitudes alimentaires, la peau ne montre pas toujours les résultats escomptés :

Les organes du corps sont prioritaires dans l'absorption des vitamines, notre peau est la dernière étape, la dernière livraison effectuée par les vaisseaux sanguins pour alimenter le corps.

ANALYSE DU VISAGE :

L'OBSERVATION & LA MEDECINE CHINOISE

La peau de notre visage est particulièrement fine et fragile et s'abîme facilement. Physiologiquement le visage est constitué de muscle reliés à la peau et non aux os comme dans le reste du corps : on les appelle les muscles peauciers. La peau est vivante et sensible aux fluctuations de poids, de chaleur ce qui a des conséquences direct sur les muscles et donc l'aspect extérieur du visage.

Le visage est l'expression de nous-même. Il révèle notre personnalité, notre caractère. De part "l'observation de l'Est" chacune de nos émotions, de nos crispations, de nos stress interne y transparaît.

Il est aussi le reflet de notre santé, et de ce que les Chinois appellent le « Shen » : *la vivacité du Shen se note dans l'éclat du regard et en particulier dans celui de la pupille le jour et dans les rêves la nuit...*

Il est responsable de la cohérence de la personnalité, c'est lui qui donne à l'être humain la capacité à gérer les situations les plus difficiles dans les meilleures conditions dans le milieu environnant, en tenant compte des énergies intérieures et extérieures. Il fournit le juste équilibre, et s'il fonctionne correctement, l'esprit est clair, le discours intelligible, le cœur serein... Il se manifeste alors, sous forme d'expression créatrice et de communication ce qui a comme résultat l'harmonie de tous les organes internes.

Plusieurs techniques sont utilisées en médecine chinoise pour « regarder », elles peuvent s'appliquer aux autres mais aussi à soi-même...Apprenez à vous Regarder :

- Visuel ou « Bo-shin » : regardez l'allure, la couleur de peau, les rides, la forme du visage...

- Auditif ou « Mon-shin » : percevez l'intonation de la voix, la façon de s'exprimer, la respiration…

- Tactile ou « Setsu-shin » : toucher la peau et apprivoisez là…les tensions, les réflexes, les différences de températures…
- Olfactif (et le goût) ou « Bun-shin » : odeur de la peau, l'halène transmet des informations aussi sur nos organes internes…

- L'intuition ou « Nakai-suru » : bien que nous ne percevons rien de particulier ou rien de changer parfois le ressenti est assez présent pour nous mettre en alerte, écoutez votre instinct…

La couleur de la peau a un rapport avec notre potentiel énergétique. Son teint doit être éclatant et, si ce n'est pas le cas, cela dénote un déséquilibre. En médecine chinoise tout est en rapport à l'équilibre entre le Yin et le Yang. L'un ne va pas sans l'autre, contre tout excès et déséquilibre, c'est l'équilibre des deux qui est essentiel !

Pour vous expliquer brièvement le procédé, la théorie des 5 éléments trouve son origine en Chine antique et reproduit le rythme de la nature : l'être humain et en relation continuel avec son milieu…Sur la base d'écrits de plus de 4000 ans par Nei Ching, un diagnostique bien établi sur la base des 5 voies du Yin et du Yang permet d'apporter une amélioration de la condition via le shiatsu.

Pour vous donner un exemple : un teint trop coloré signifie une énergie en excès, un excès de Yang; en revanche, un teint terne ou trop pâle traduit un relâchement excessif, un excès de Yin.

Dans la tradition orientale il existe une énergie appelée Chi (Ki en japonnais). Cette énergie est présente tout autour de nous et circule dans l'univers y compris dans notre corps. Le ki circule dans notre corps par des canaux que l'on nomme méridiens. Il arrive que l'énergie se bloque ce qui empêche la circulation le long du méridien.

Le shiatsu est une technique médicale asiatique ancestrale de plus de 2000 ans. Cette médecine travaille sur les méridiens sous forme d'acupressure, de pressions sur les méridiens de l'acupuncture.

Pour vous expliquer simplement, nous travaillons essentiellement sur 12 méridiens (ou flux d'énergie), comportent à eux seuls 365 points précis, les tsubos.

Des chiffres qui nous amènent à nous poser la question : y aurait-il un rapport entre les 12 mois de l'année et ses 365 jours?…
La technique consiste à effectuer des pressions avec les pouces (ou encore avec les poings, coudes ou pieds…) sur des points particuliers pour réactiver le courant énergétique. Nous pouvons dans ce cas, régler l'excès, la déficience ou la stagnation de l'énergie. Le courant énergétique parcourt le corps humain en 24 heures soit 2 heures par méridiens. Puisque dans la philosophie Asiatique tout est lié à un TOUT : Chaque méridien est relié à un organe et aussi à l'un des 5 éléments…Le TOUT est un ensemble et en corrélation…

En outre, si l'ensemble du visage présente un teint d'une couleur prédominante, il faut se référer à la loi des Cinq Eléments : Le feu, la terre, le métal, l'eau et le bois.

Chaque élément est associé à un organe et à une émotion :

- Le Feu, il correspond à la couleur rouge, au cœur et intestin grêle.

- La Terre, il correspond à la couleur jaune, à la rate et à l'estomac.

- Le Métal, il correspond à la couleur blanche, au poumon et gros intestin.

- L'Eau, il correspond à la couleur noire et bleue, aux reins et à la vessie.

- Le Bois, il correspond à la couleur verte, au foie et à la vésicule biliaire.

Comme l'équilibre est parfait, 6 méridiens sont Yin et 6 sont Yang…
Ne dit-on pas qu'en cas de crise de foie nous avons « le teint vert » ? Mais ce n'est qu'un exemple latéral, car la médecine est bien plus complexe que cela…

Un accupresseur, par un choix judicieux de points tsubos, réglera l'excès ou la déficience ou la stagnation de l'énergie. A titre d'exemple, une déficience de la Rate, provoquera un visage bouffi et des poches sous les yeux. De même si l'énergie du coeur est en excès, le visage a une tendance rouge, ce qui révèle un Yang puissant, une personne peut-être à tendance colérique ou en excitation euphorique. Nous pouvons traiter alors des points particuliers sur les méridiens de l'élément du feu (de l'intestin grêle et du cœur) mais aussi par alliance entre les éléments eux-mêmes travailler l'élément de l'eau qui agira directement sur l'élément feu… (Cycle CO).

Nous nous limiterons dans ce livre à des techniques simples de rééquilibrage énergétique, plus prudentes pour un débutant. Ce que vous pouvez retenir c'est que c'est le bon fonctionnement de l'ensemble des méridiens qui permet la libre circulation énergétique, en conséquence un fonctionnement équilibré du système affecte directement la beauté du visage.

VOTRE FITNESS FACIAL

Vos muscles du visage sont les muscles les plus instables de notre corps, comme nous en avons déjà parlé, ils sont rattachés à la peau. C'est pour cette raison qu'ils sont plus vite relâchés et qu'ils témoignent du temps qui passe.

Le tonus musculaire se traduit pour mette sous tension les fibres musculaires (striés rouges) nécessaires au maintien du squelette et au déplacement du corps. On peut renforcer le muscle du visage comme l'on travaillerait tout autant n'importe quel muscle du corps. Nous mettrons dans cette méthode en rapport la force externe ou pression extérieur et la force interne représentée par le muscle lui-même.

Exemple : Lors d'un saut à la verticale la force interne développée par le muscle est supérieure à la force externe (que l'on peut appeler aussi résistance). Le muscle se contracte tout en se raccourcissant : nous parlerons alors d'une contraction concentrique.

La force maximale (la tension maximale) combinée à la force explosive (la vitesse) aboutie à une puissance musculaire. C'est à dire que l'effort le plus intense dans le temps et le plus court donnera la tonicité musculaire.

Nous allons maintenant mettre en pratique des techniques de gymnastiques faciales permettant de muscler les muscles du visage. Des règles simples sont néanmoins nécessaires :

- la régularité : procédez à un effet choc 3 fois par semaine les deux premiers mois puis passez à 2 fois par semaine pour entretenir le résultat.

- Respirez : l'expiration doit être d'abord profonde pour permettre une bonne inspiration. Expirez trois fois complètement, bloquez la respiration et inspirez en à-coups dix secondes puis commencez enfin un cycle de respiration normal et profond.

- Hydratez-vous : l'hydratation, maîtresse de votre corps passe par l'intérieur, le corps est composé à 70% d'eau, donnez-lui le carburant nécessaire pour qu'il puisse utilisez toutes ces fonctions.

- La concentration et la discipline : Chaque mouvement doit être fait avec attention et suffisamment, préférez un moment de calme où vous serez disponible à votre entretien musculaire.

- Etirez les muscles et travaillez la kiné-faciale après les exercices.

Les exercices suivant sont à réaliser chaque jour les deux premières semaines puis 3 fois par semaine le reste du premier mois. Passez ensuite à 2 fois par semaines.

N'oubliez pas que la discipline porte ces fruits…soyez attentif aux signes du temps et recommencer la fréquence intensive du début en cas de rechute.

METHODE DE MASSAGE FACIALE

Lors du vieillissement du visage, nous parlons le plus souvent des rides et du relâchement cutané, mais selon de nouvelles recherches la peau n'est pas la seule chose qui vieillit. Les os du visage agissent comme une structure, au fil du temps, ils perdent de leur volume ce qui accentue l'aspect âgé. Avec l'âge, les orifices orbitaux s'élargissent, le dessin des mâchoires s'estompe. La perte osseuse entraîne un affaissement de l'ensemble du visage.

Ce moment doit être pour vous un moment personnel, un plaisir simple mais important, un rituel comparable à votre instant de démaquillage après une longue journée de travail.

Une bonne circulation du sang est primordiale dans l'action d'élimination des toxines, l'oxygénation des cellules. Comme pour le corps le drainage lymphatique aide au désengorgement des tissus. Au niveau du visage des manœuvres de drainage lymphatiques additionnées de points d'acupressure shiatsu vous aideront à rétablir l'écoulement de l'énergie et la circulation des éléments nutritifs de votre peau.

Je vous propose ici une méthode efficace où vous trouverez un résultat spectaculaire si vous respecter l'entretien et le rythme que je vous conseille.

Effet de ce massage :

- lifting naturel
- stimule la circulation et la musculature locale
- remodèle l'ovale du visage
- raffermissement des tissus au niveau du cou, du front, des joues, du menton et des yeux
- atténuation les rides: front, ride la patte d'oie, ride du lion, contour des lèvres, contour des yeux…

- désengorgement les tissus (en cas de paupières gonflées, par exemple), diminution de la rétention d'eau
- désintoxication des tissus (en cas d'acné, de teint brouillé, d'excès de tabac)
- contrer l'action des radicaux libres de part l'activation de la circulation sanguine
- hydratation de la peau, qui sera ainsi plus souple et plus claire
- atténuation les petits problèmes locaux: couperose, acné
- augmentation de la régénération cellulaire et de l'oxygénation des tissus
- stimulation du collagène et de l'élastine présents dans les tissus
- amélioration la cicatrisation.

Commencez par vous nettoyez la peau : un démaquillant peut-être utilisé matin et soir même sans être maquillé. Il est composé d'un corps gras et d'un corps d'eau ce qui correspond au composé du film hydrolipidique en superficie de la peau. Mais ne vous limitez pas à un démaquillant…nous n'avons pas toujours envie des même sensations chaque jour, vous aurez parfois envie de fraîcheur et d'eau, alterner en fonction de vos humeurs.

Méthode :

Avec les deux mains et en symétrie :

1. Basculer la tête vers l'arrière, le cou tendu, procédez du bas vers le haut sur la couche superficielle du fascia cervical : commencez par le centre du cou et remontez progressivement vers le menton, le nez et le front. Utilisez toute la main, travaillez toujours de l'intérieur vers l'extérieur du visage, votre geste doit être lent et doux, comme une caresse faîtes un effleurage du centre vers l'extérieur. Etirer la peau, de cette manière vous travaillez aussi son élasticité. Mettez plus de tension dans votre geste quand vous arrivez vers l'extérieur. Passez 3 fois sur l'ensemble du visage.

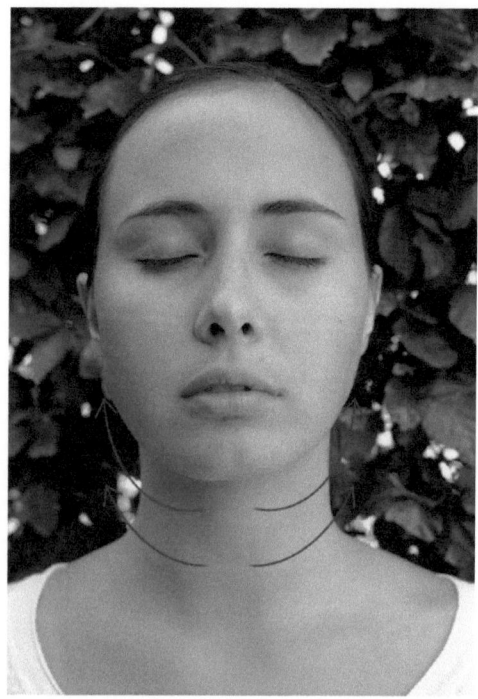

2. Massez le sternocléidomastoïdien par un pétrissage (utilisez le pouce et l'index plié) du bas du cou (au centre au-dessus de la clavicule) vers le haut (sous les oreilles). Terminez par un effleurage appuyé sous la mâchoire comme pour lisser le cou. De cette manière vous retendez le cou. Effectuez 3 fois le massage.

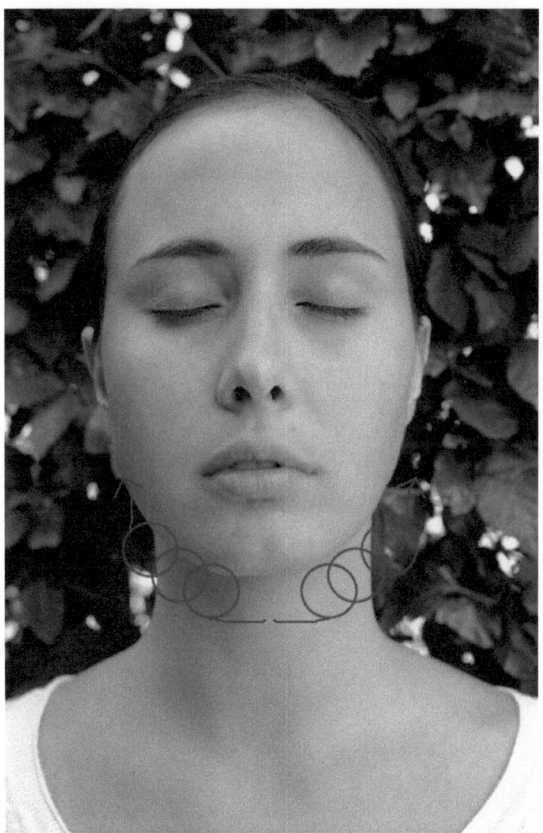

3. Réalisez des pincements de Jacquet (avec le pouce et l'index plié) sur le bas de la mandibule, sur toute la zone de la mâchoire, du centre vers les 2 côtés du visage. Vous reformez ainsi l'ovale du visage, faîtes le 3 fois.

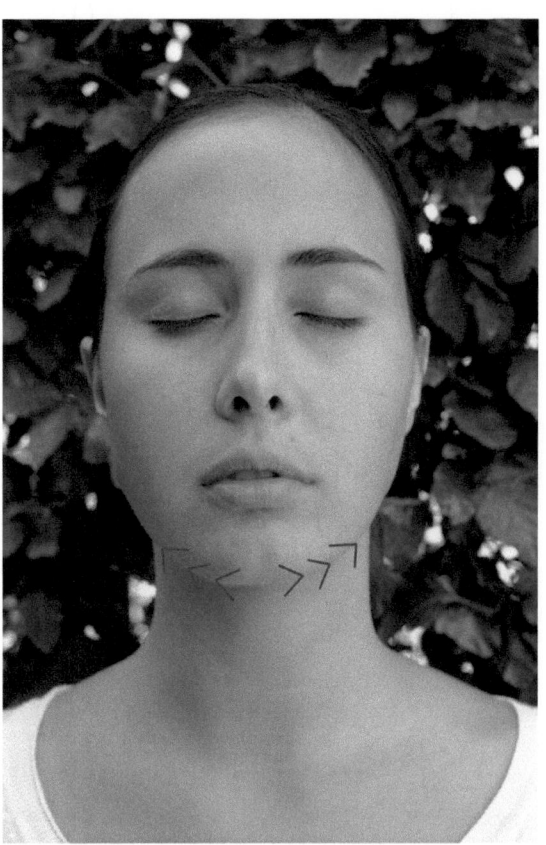

4. La tête est droite, les deux poings sur le muscle digastrique sous la zone du double menton, émettez une pression vers le haut pendant 15 secondes.

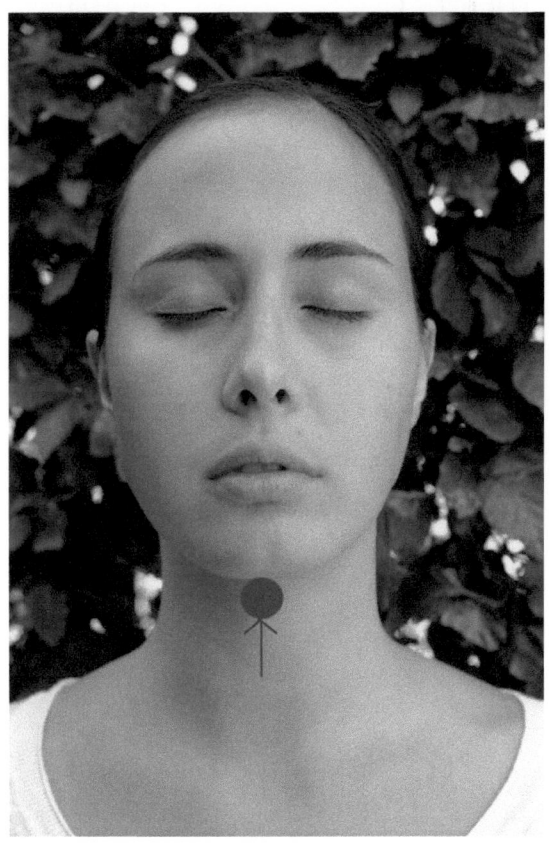

5. D'une seule main, faites de légères pressions au centre de la lèvre : index sur la lèvre supérieure et majeur sur la lèvre inférieure. Une série de dix pressions comme pour écraser la lèvre, cela va repulper entièrement la lèvre.

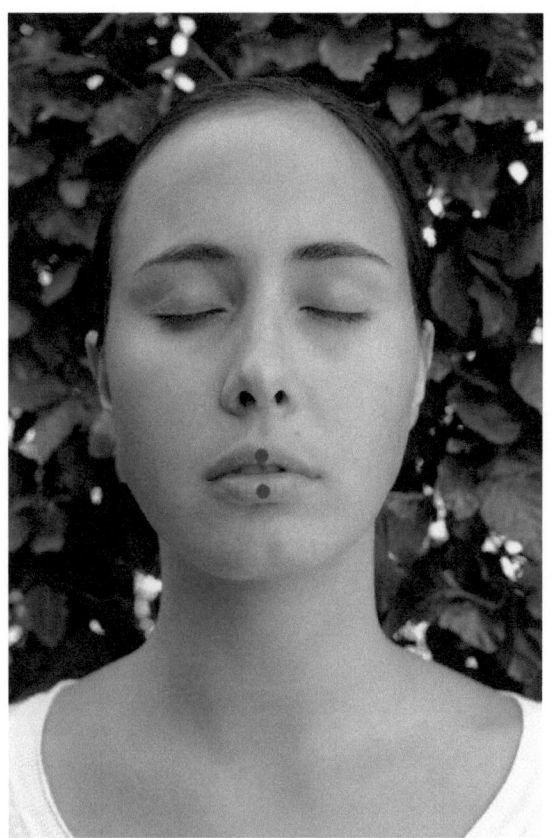

6. Travailler le contour de la lèvre, des deux mains avec le pouce et l'index, procédez à de petits pincements le long du contour de la lèvre supérieure et inférieure. Cette manœuvre peut être pratiquée 10 fois au total. N'insistez pas en cas d'inconfort où de rougeurs. Soyez doux, la zone des lèvres est sensible.

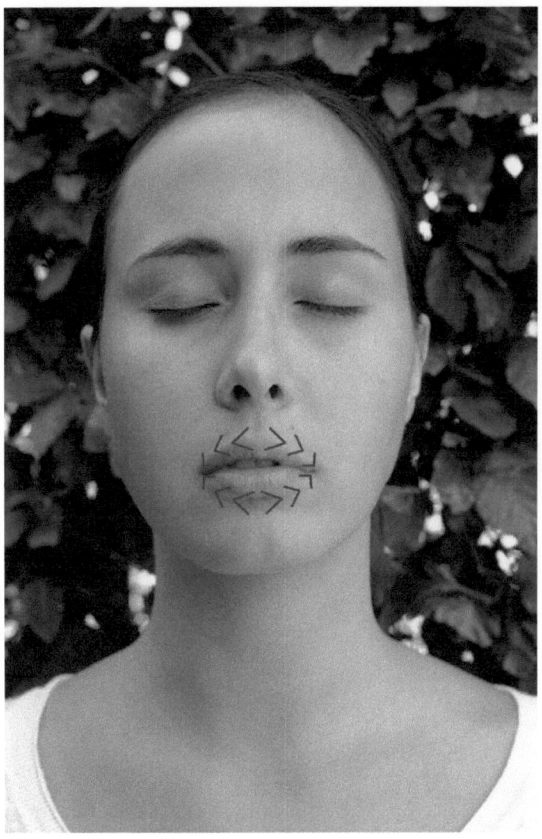

7. Reformer l'arrête du nez, le long de l'os nasal, de la racine vers les narines, avec deux doigts le pouce et l'index. Répétez l'opération 3 fois.

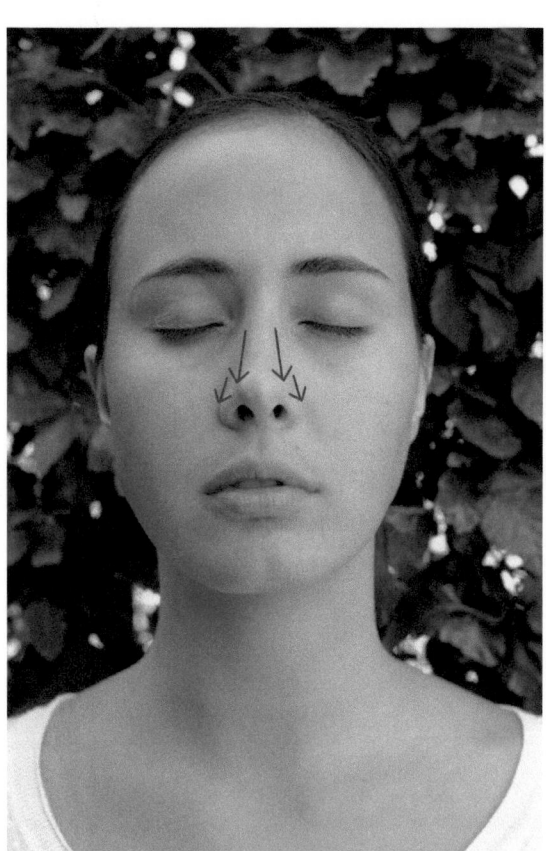

8. En symétrie, effectuer un drainage lymphatique sous les yeux sur l'oculaire orbiculaire, de l'intérieur vers l'extérieur avec la $1^{\text{ière}}$ phalange de l'index. En symétrie les yeux fermés, lisser en un coup légèrement la peau au dessus de l'os orbitale puis faites des petites pressions espacées de 1 cm le long de l'os. Faîtes le 3 fois.

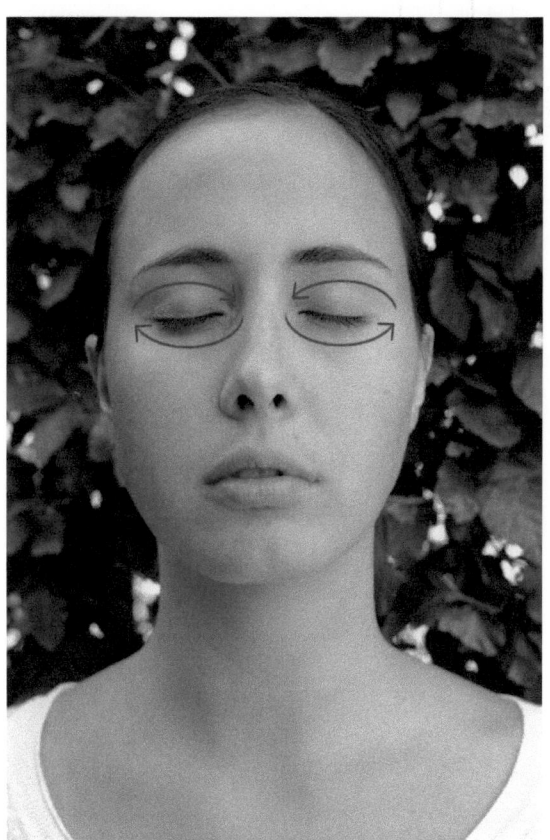

9. Pincez les deux sourcils symétriquement sur l'occipito frontal avec le pouce et la 1^{ière} phalange de l'index de la racine vers l'extérieur comme pour le décoller de l'os. Ce geste peut être fait souvent, répétez-le 5 fois.

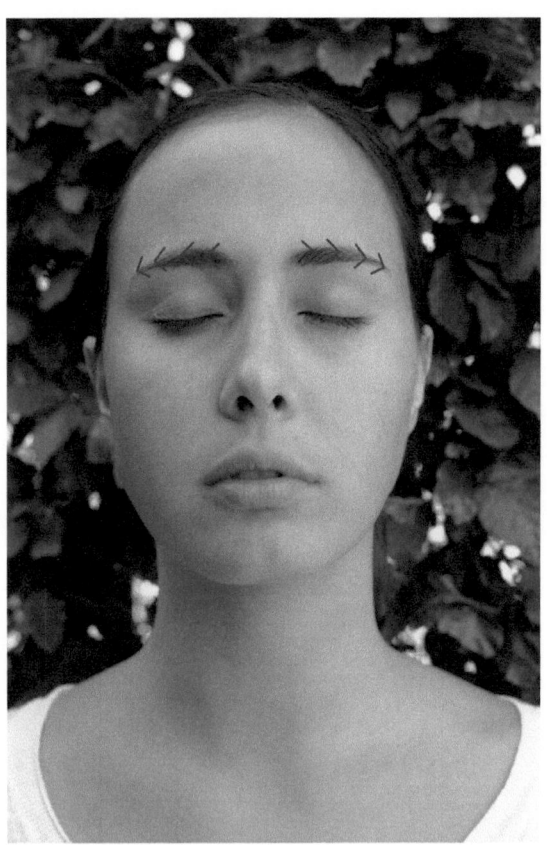

10. Avec la pulpe du doigt marquez la zone du haut du masséter, sous le zygomatique, sous les pommettes par des pressions lentes et appuyées. Répétez la pression 9 fois.

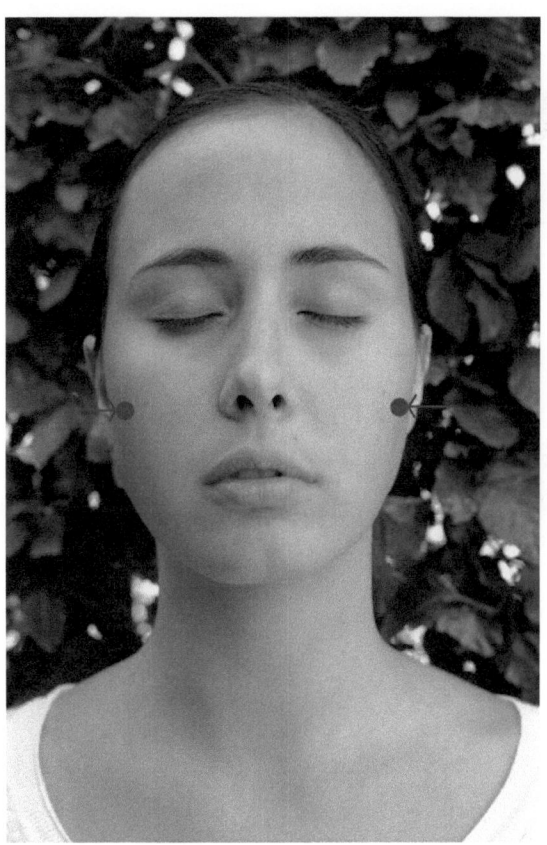

11. Le front est à travailler globalement (pyramidal, frontal et temporal), des deux mains en alternance, avec le pouce et l'index, pincez la ride à la perpendiculaire de façon à la décoller de l'os. Répétez l'opération 6 fois.

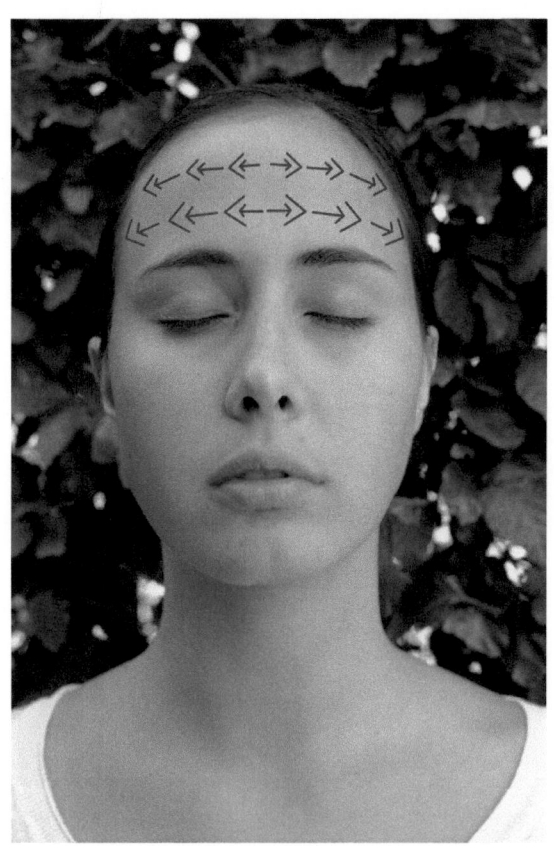

12. Puis gommez chaque ride en lissant du bout des doigts la ride sur sa longueur. Le pouce et l'index de l'autre main vous aide à tenir la peau de part et d'autre de la ride. Répétez cela 6 fois.

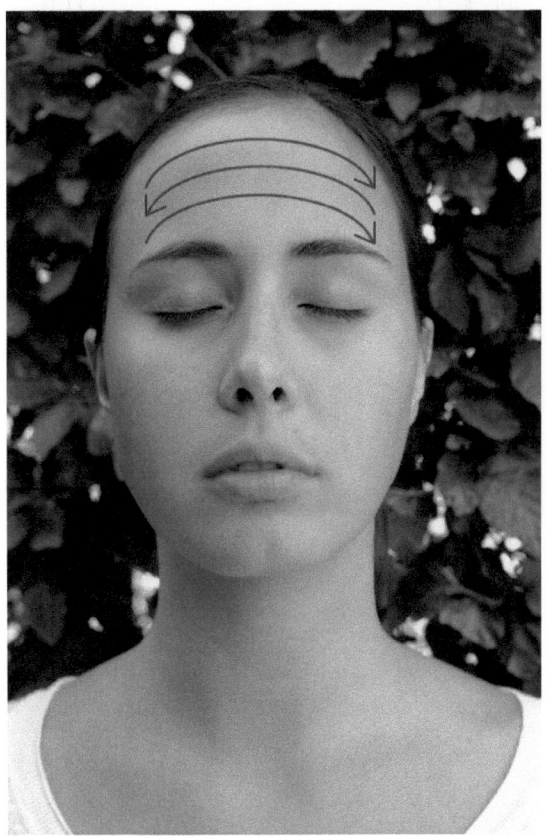

13. Ensuite avec les deux index, faîtes de petites frictions de la ride, mobilisez la ride en faisant des S dans les deux sens autour de la ride.

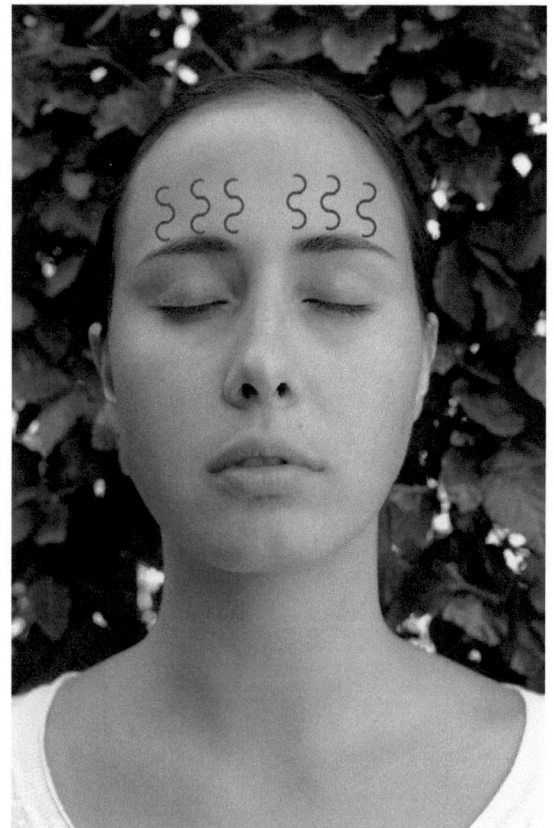

Même sans avoir de ride frontale, il est important de travailler régulièrement le front. Les points 10 à 13 peuvent être exécutés en prévention car les premières rides d'expressions se positionnent prioritairement sur cette zone.

METHODE DE DRAINAGE
LYMPHATIQUE DU VISAGE

Durant quelques années j'ai travaillé avec une chirurgienne le Dr. Séverine Carpentier en tant qu'esthéticienne et conseillère en thérapies de bien-être.

Le drainage lymphatique est utilisée en traitements pré et post opératoire (lifting, paupières, rhinoplastie) pour les raisons précitées; elle a également une action antalgique.

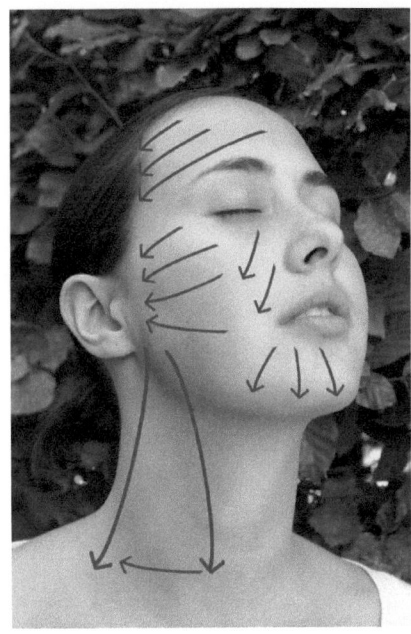
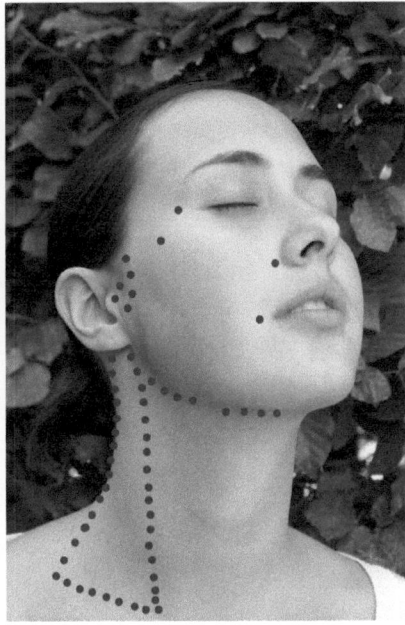

En dehors de ces indications, le traitement du visage a l'avantage d'être extrêmement relaxant. Il a un rôle réparateur sur le plan psychique, grâce au rythme régulier du mouvement que dessinent les doigts le long des trajets lymphatiques. Il constitue aussi une excellente prévention dans le domaine de la santé en agissant aussi sur les trajets des méridiens de l'acupuncture… paradoxalement les méthodes se rejoignent !

Au niveau du visage, des zones particulières abritent à différents endroit des ganglions lymphatiques.
Trois zones importantes forment le « triangle de drainage » des deux côté de la face.

Dans le bas le long de la clavicule : le sus claviculaire, le long du sterno-cléido-mastoïdien, et sur l'arrière du cou : le spinal.

Il est nécessaire d'avoir connaissance des localisations précisent des ganglions afin de comprendre le sens du drainage.

Les points nommés sur le dessin ci-dessus symbolisent des zones de ganglions situés sue le visage.

1 .Ganglions parotidiens

2. Ganglions mastoïdiens

3. Ganglions occipitaux

4. Ganglions sous-maxillaires

5. Ganglions sous mentaux

Technique

Les manœuvres de relance lymphatique s'effectuent de façon extrêmement douce et précise, selon trois techniques, soit avec :

- la pulpe des doigts;

- les premières phalanges;

- l'ensemble de la main (celle-ci est en contact maximum avec les tissus).

Commencez les pressions vers l'avant du cou en remontant jusque sous l'oreille et redescendez latéralement jusqu'au point de départ ; Effectuer les pressions dans l'autre sens puis une dernière fois de nouveau dans le premier sens.

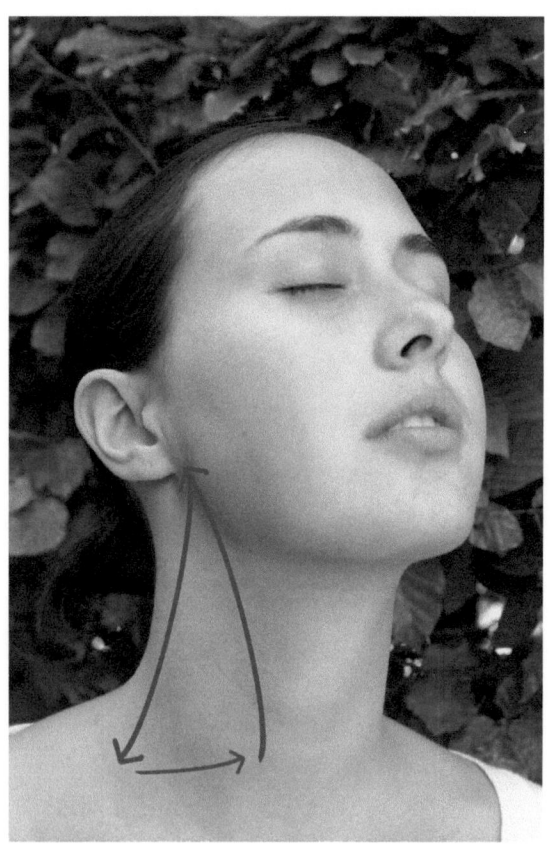

METHODE DE SHIATSU FACIAL

Sur les 12 méridiens principaux il y a, sur chacun des méridiens, un point d'activation et un point de désactivation de l'énergie. En shiatsu, nous portons l'attention sur le vide, le Yin, le manque d'énergie... C'est cela que nous allons rechercher afin d'y ramener l'énergie vitale.

Les points principaux d'énergie de la face.

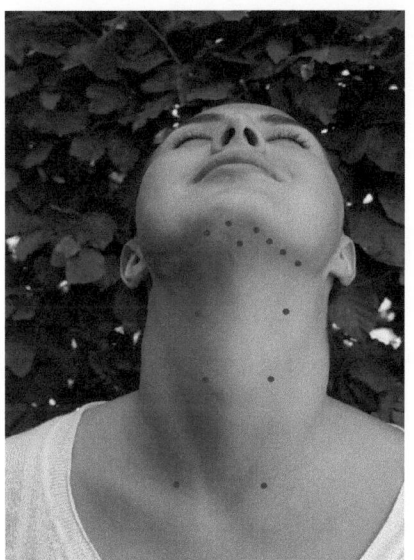 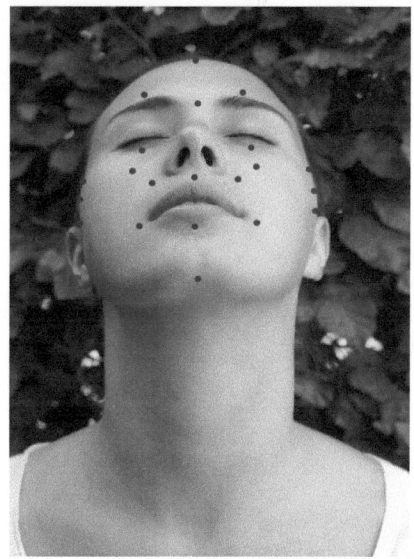

Le contour des yeux
Le do-in ou dao-in est un auto massage avec comme base le shiatsu.
Il se présentera sous la forme de pression et tapottements pouvant être effectué avec les points, bien entendu afin de préserver la peau fragile du visage nous travaillerons avec la pulpe du bout des doigts. Vérifier que vous ongles sont bien courts afin de ne pas vous blesser et pour obtenir un geste plus précis

1. Recouvrez vos yeux avec vos mains et appliquez une faible pression avec la première phalange de l'index dans le creux situé entre le coin interne de l'œil et le nez. Nous travaillons le méridien de la vessie.

2. Descendez le long de la cerne de l'œil et sur l'os, trouvez le creux sur lequel vous appuyez avec vos index vers le sol.

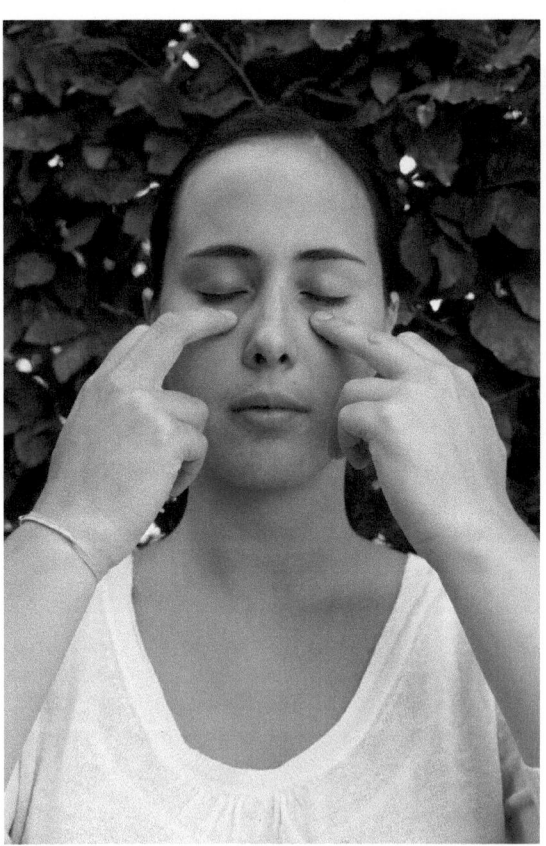

3. Sur l'os orbital au-dessus de l'œil, chercher un creux sur l'os situé dans le prolongement du contour extérieur de la pupille. Appuyer vers le ciel.

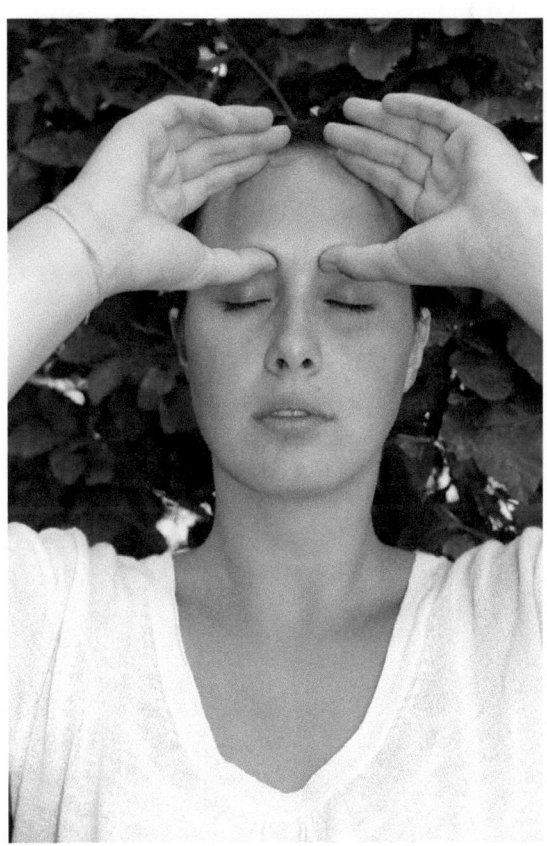

4. Effectuer le même geste sur l'os inférieur. Trouvez également le dénivelé, ce point est précis. Amener votre pression vers le sol. Décaler vers le milieu de l'os votre pression. Vous travaillez maintenant sur le méridien de l'estomac.

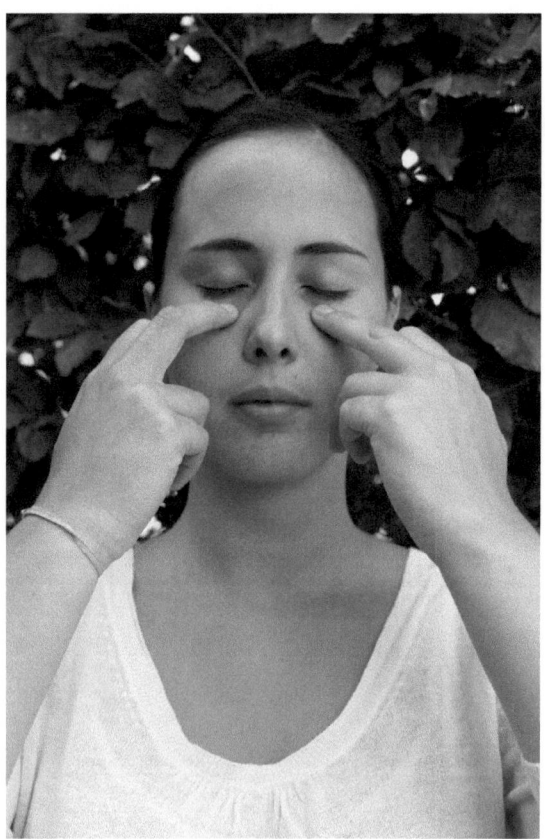

5. Trouvez maintenant le point externe du prolongement de la pupille toujours sur l'os orbital inférieur. L'emplacement de ce point peut être situé différemment d'une personne à l'autre. En fermant les yeux vous aurez plus de facilité à le « sentir ». Pressez vers le bas.

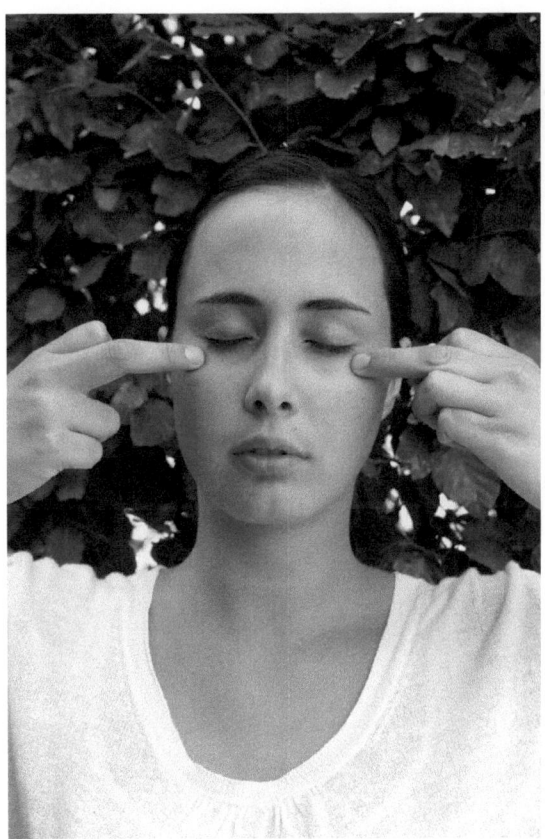

6. Afin de terminer le parcours, trouvez maintenant le point situé sur l'os orbital au dessus de l'œil au niveau de l'extérieur de la pupille. Vous travaillez maintenant le dernier point du contour de l'œil. Faites une pression vers le ciel.

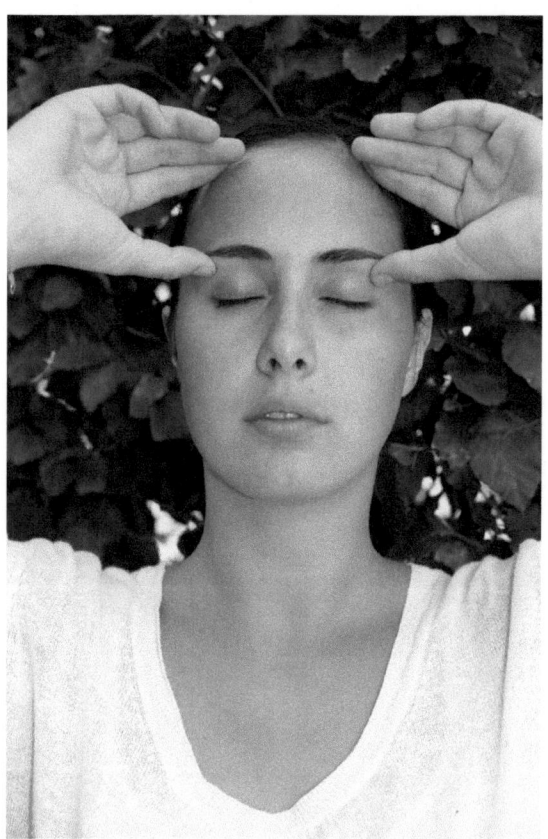

7. Les points de 2 à 5 peuvent être effectués 3 fois en symétrie sur les deux yeux en même temps.

Ces techniques sont très efficaces pour diminuer rapidement les poches sous les yeux et les signes de fatigue. Les doigts un peu frais auront aussi un effet décongestionnant au niveau des poches.

8. Placez les quatre doigts de chaque main sur les tempes, vos pouces restant au contact de la mâchoire et donnez une pression lente et progressive dans le creux des tempes .En travaillant par petites pressions consécutives dans la région des tempes, vous travaillez sur les méridiens de l'estomac et de l'intestin grêle.

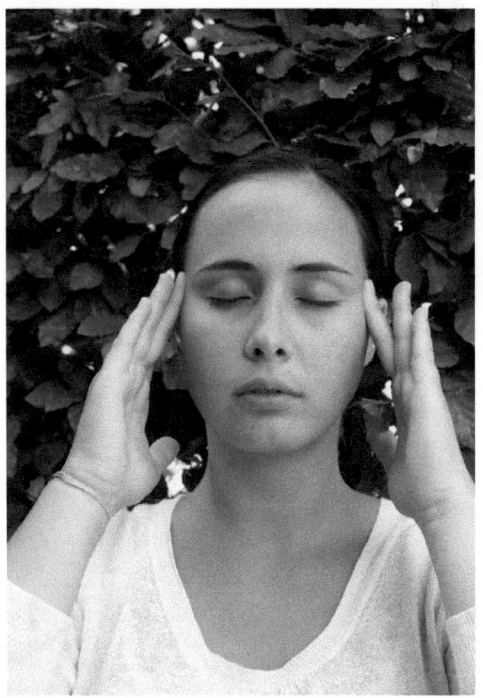

9. Placez vos doigts sur les côtés de vos narines et pressez cette région, cela aura pour effet de dégager les narines, idéal lorsque vous êtes enrhumés.

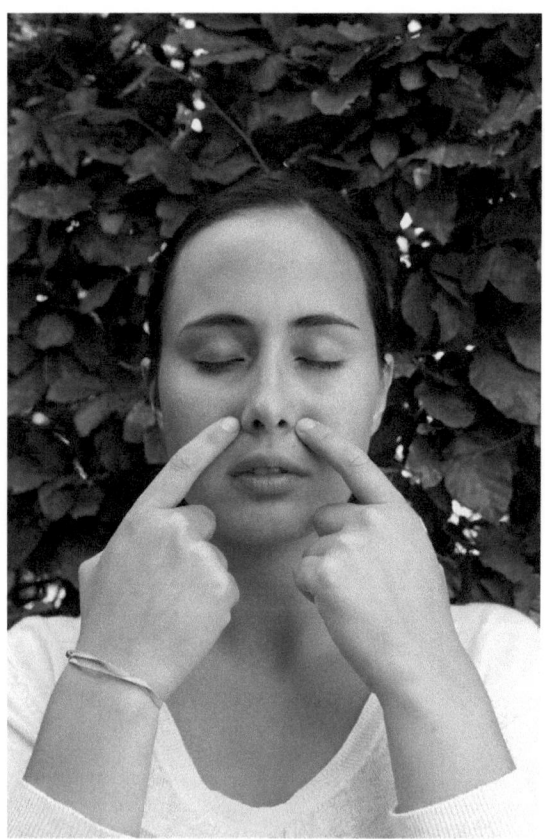

10.Couvrez vos yeux avec la paume de vos mains. Respirez, laissez « entrer » l'énergie en gardant les mains sans pression pendant 15 secondes. La pensée positive est très importante, vous pouvez par exemple vous souhaiter simplement une bonne journée…

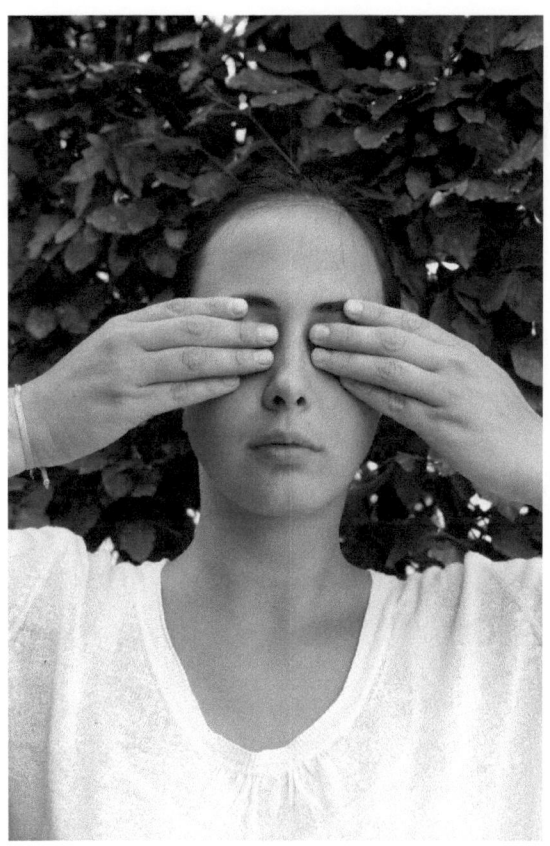

11. Faite une pression au centre du visage, au-dessus des lèvres supérieures, vous travaillez le méridien du gros intestin.

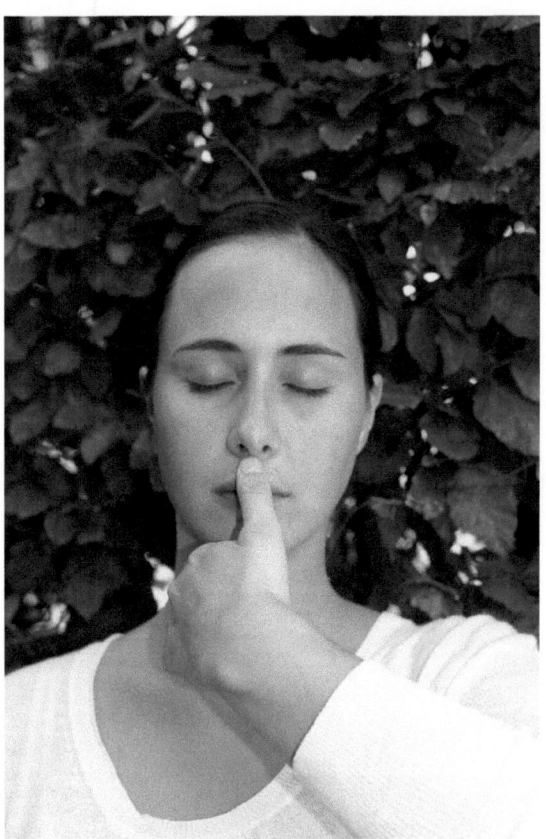

12.Faites maintenant des pressions de chaque côtés des lèvres, proche de la comissure, vous travaillez l'estomac.

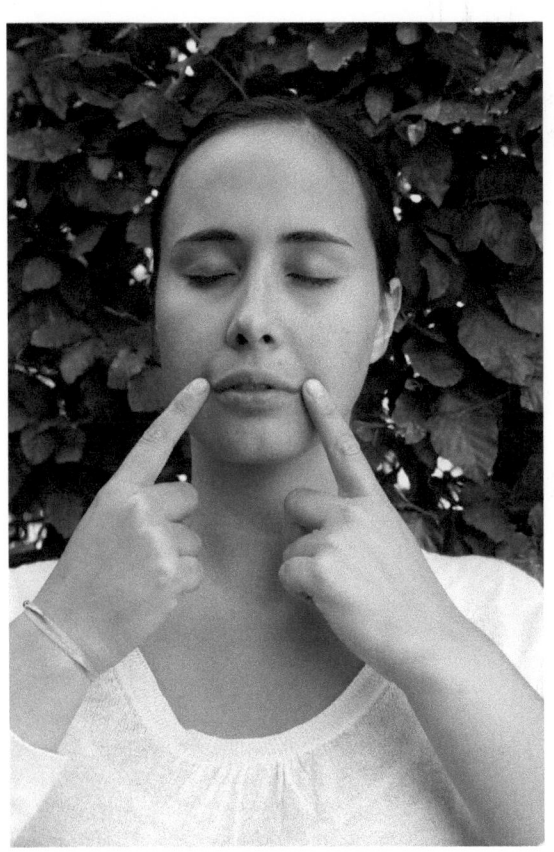

13. Exercez une pression sous les lèvres, au centre du visage, vous travaillez le vaisseau conception.

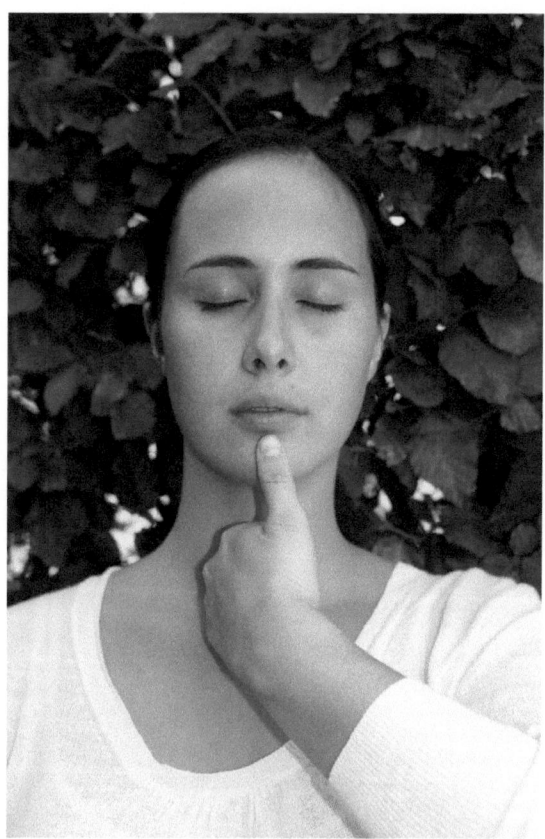

DO-IN DE LA TETE

Le Do-in est une technique d'automassage issu de la médecine traditionnelle proche du shiatsu. La séance de DO IN commence par une stimulation du haut du corps, en particulier du visage (front, arcades sourcilières, oreilles, paupières, nez, bouche…). Il est important d'être bien installée, le dos à-plat et droit, une serviette (chaude par exemple) placée sur l'arrière de votre cou dénouera toutes les tensions. Pressez avec tous les doigts des 2 mains sous l'os occipital.

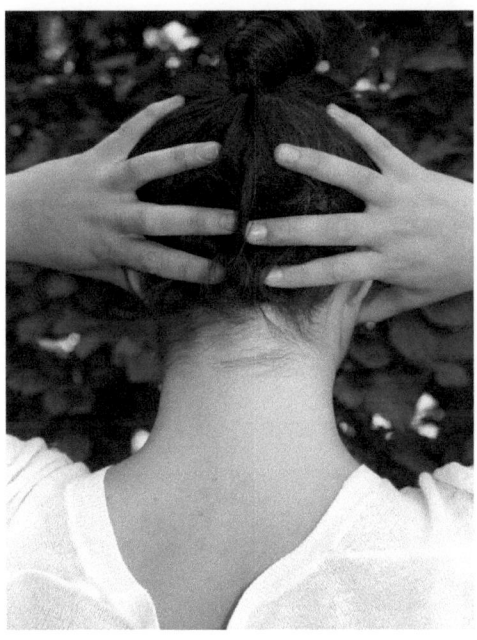

Pressez avec tous les doigts en suivant de la ligne du sourcil jusqu'à l'os occipital, d'abord au centre de la tête sur le sommet du crâne puis écarter de 2 centimètres les deux mains. Ces points sont idéaux pour les maux de tête et les somnolences.

Vous travaillez ainsi sur les méridiens de la vessie et de la vésicule biliaire.

Les points de la vessie traitent les fonctions endocriniennes, aident à perdre du poids. Les points combattent le vieillissement cutané prématuré, les rides, les dérèglements des peaux sèches et grasses, les peaux sensibles…Les points du méridien de la vésicule biliaires ont un rôle important pour maintenir la beauté du visage, certains points atténuent les rides autour des yeux (pattes d'oie), les paupières affaissées, les peaux sèches et sensibles…

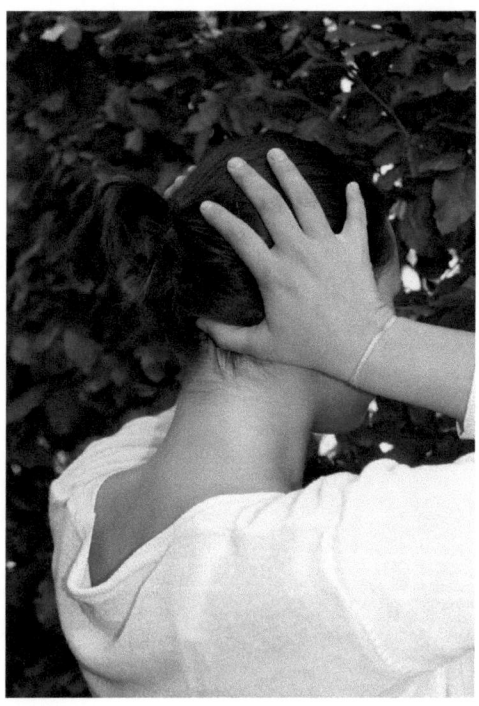

Glissez vos doigts vers l'arrière de la tête bien en dessous de l'occiput (zone du 20ème point du méridien de la vésicule biliaire VB-20) et appliquez une pression.

D'une manière générale faites des pressions symétrique sur l'ensemble de la tête de l'avant vers l'arrière, les deux mains de chaque côté du visage.

Vos doigts se trouvant sur votre front, placez vos paumes sur les côtés de votre tête. Pressez doucement votre tête avec vos paumes et appliquez une pression avec vos doigts en tirant vos poignets vers le bas. Procédez du front au sommet de la tête et ensuite glissez vers le bas de l'arrière de la tête, des deux côtés.

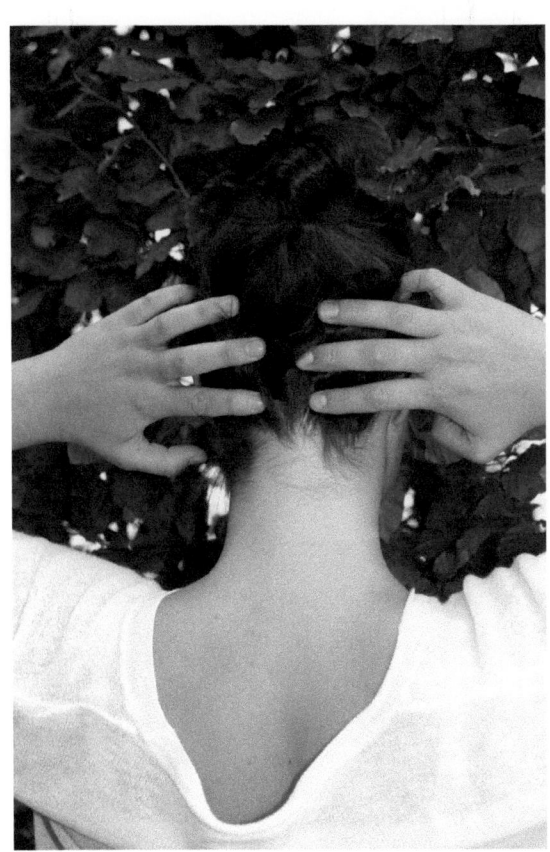

Placez vos mains sur les côtés de votre tête comme pour couvrir vos oreilles et donnez le shiatsu sur les méridiens de la vésicule biliaire et des trois foyers ainsi que sur le vaisseau gouverneur. Celui-ci est indiqué pour traiter les désordres mentaux, problèmes de dos et les problèmes du visage provoqués par des dysfonctions organiques. Ces points sont indiqués pour l'éclat de la peau et pour réduire le gonflement du visage.

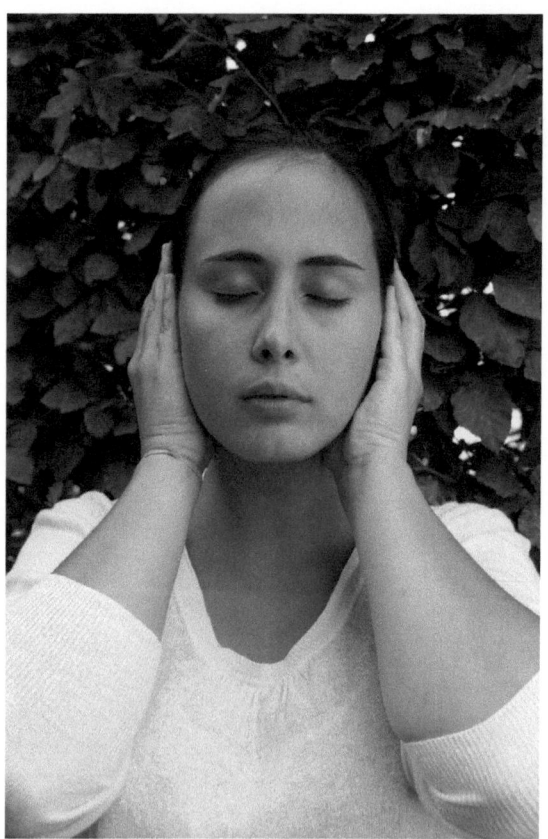

Il existe comme nous le démontrons des liens entre méridiens et beauté du visage, voyons ensemble en résumer ces liens :

- **Vaisseau concepteur** : certains points traitent la gestion de poids, les problèmes de cou, tête, visage et traitements anti-âge. Il gouverne l'énergie Yin de l'organisme.

- **Vaisseau gouverneur** : Indiqué dans l'éclat de la peau, les gonflements du visage. Il gouverne l'énergie Yang de l'organisme.

- **Cœur :** La base des sentiments génère aussi les couleurs au visage…c'est ce que vous diront les plus grands maître…Ne négligez pas ce méridien qui vous apporte force et rire…

- **Intestin Grêle** : il agit sur la digestion des triglycérides alimentaires et parallèlement dans les vaisseaux lymphatiques. Il contribue à l'équilibre du poids, aux gonflements.

- **Estomac** : Ca pratique a pour effet de travailler sur les rides autour des yeux, les poches et cernes ainsi que le teint terne. Il traite les problèmes digestion, nous avions vu plus dans « nous sommes ce que nous mangeons… »
que les organes jouent un rôle dans notre beauté.

- **Rate** : Il améliore le teint, adoucit les peaux asséchées, tonifie, raffermit et à un effet lifting sur la peau et les muscles. Il a pour fonction le transport et de transformations des éléments nutritifs.

- **Gros Intestin** : Indiqué pour les rides, yeux gonflés ou rouges, dépigmentations et tonification des muscles du visage. Il contribue à l'élimination des toxines et gouverne les liquides de l'organisme.

- **Poumons** : L'énergie équilibrée dans ce méridien agit sur la fraîcheur du teint et sa luminosité.

- **Vessie** : Il traite rides, peau sensible, vieillissement prématuré…Certains points travaillent sur les fonctions endocriniennes et ainsi les hormones dans la circulation sanguine.

- **Reins** : Rattaché à la naissance, la croissance et la vieillesse, il traite le vieillissement, la maturité de la peau. Il gère le développement du corps.

- **Foie** : Rôle de drainant du corps il permet le nettoyage, il jouera essentiellement sur le teint.

- **Vésicule Biliaire** : Proche du Foie en terme de résultat sur la beauté du visage, le méridien a un effet probant sur l'élasticité et la tonicité de la peau.

- **Maitre cœur** : Véritable enveloppe du cœur, il a pour fonction de protéger des attaques physique et psychique, il protège la peau.

- **Triple réchauffeur** : Il coordonne l'ensemble des organes en faisant la relation entre la respiration, la digestion, le fonctionnement de l'appareil uro-génital. Il commande les glandes sudoripares et ainsi joue il rôle d'équilibrage de la transpiration.

INTERET DE LA PENSEE POSITIVE

Connaissez-vous les capacités de l'esprit sur le corps physique ? Savez-vous que des expérimentations ont été faites à se sujet il y a 30 ans concluant à la force de l'esprit qui peut engendrer des transformations physique sur le corps ?

Quelques petits exemples néanmoins dignes qu'on s'y attarde : une personne enfermée par erreur dans un frigo réfrigérant industriel est morte de froid alors que le frigo n'était pas actif...une pièce teintée de rouge gagne en degré de chaleur...un individu tousse dans une assemblée et un pourcentage significatif de personnes se mettent à tousser...

Des exemples innombrables se trouvent un peu partout autour de nous ; nos sens : la vue, l'odorat, le toucher, l'ouie, le goût nous transmettent des informations qui engendrent constamment des transformations d'ordre physiologique, nous régulons notre corps et changeons notre métabolisme nous même en fonction du monde qui nous entoure...

L'être humain est un microcosme en permanente adaptation au macrocosme universel. Nous sommes en inter-action avec les influences du monde extérieur. L'homme et la nature communique, je dirais même que l'homme et l'univers ne font qu'UN, la communication est continue entre souffles humains et souffle de l'univers...

La notion de compréhension essentielle est celle de la globalité. La globalité est un TOUT. C'est cette globalité qui fera votre équilibre, non seulement au sein de votre corps et de votre esprit mais au sein même du monde entier...

Cette clairvoyance vous mènera à une réalité différente, ce qui vous permettra d'atteindre le bonheur et l'Amour universel...

Quand vous comprendrez l'Amour autour de vous, votre pensée deviendra Amour et positive et votre joie intérieure se lira sur votre visage : comme le disait Shizuto Masunaga « le shiatsu n'est pas seulement bon pour l'âme. Il rend beau » et parallèlement à cela il y a d'infinis techniques...

LE REIKI

Le mot Reiki est un mot japonnais qui signifie Force de Vie Universelle.

- REI = Universel, Esprit transcendant, Puissance mystérieuse, Essence.
- KI = Energie de la force de vie.

Par définition, le Reiki est donc l'énergie sous sa forme initiale telle que nous la connaissons, celle que l'on retrouve dans tous les êtres vivants du règne animal comme du règne végétal ainsi que dans tous les corps vibratoires comme les pierres et les minéraux ou les éléments vibratoires comme l'eau, l'air, la terre, le feu...

Einstein fut le premier scientifique a démontré l'aspect vibratoire de la matière, il a d'ailleurs utilisé le mot « énergie » pour le caractériser. Plus tard la physique quantique va agrandir la vision de l'esprit et lier directement l'univers à l'esprit et au matériel.

Le japon, précurseur dans le domaine, pratique l'enseignement spirituel depuis plus de 2500 ans. Le Reiki émerge de cette base. Cette méthode de soin, appelé aussi « art de la guérison » est basée sur des soins énergétiques par apposition des mains. Lors de méditation le thérapeuthe évoque l'aspiration de l'énergie de l'univers, le ki. La méthode repose sur un principe selon lequel nous serions tous porteurs d'une énergie universelle, que nous pouvons canaliser pour la transmettre. Le Reiki ou énergie vitale rétablit la circulation des énergies, dans le but de relancer une dynamique de notre corps. En clair, il nous permet d'accéder à la Force de l'Esprit (selon la définition de la Fédération Française de Reiki Traditionnel).

Le Reiki est donc utile dans la phase de rajeunissement aussi bien mentale que physique.

CONCLUSION

La beauté existe de part l'émotion positive que l'on possède en soi-même : Cette énergie vitale est en chacun de nous, la beauté aussi... Respirez, transpirez cette énergie vers l'extérieur, votre beauté naturelle est en vous alors acceptez-la comme quelque chose de vrai et de naturel... et vous "verrez"... elle se révèlera tout comme une illumination sur votre visage.

Delphine Bouckaert

Table des Matières

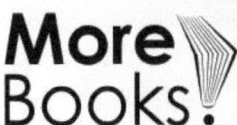
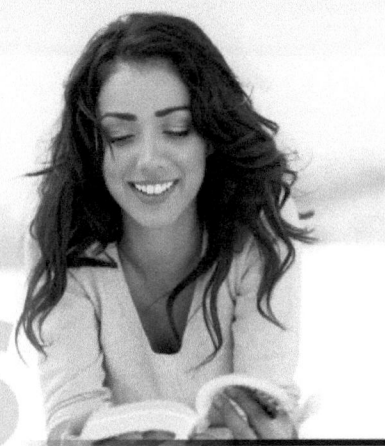
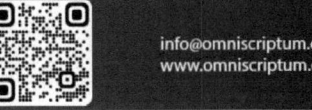
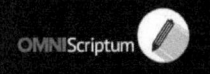

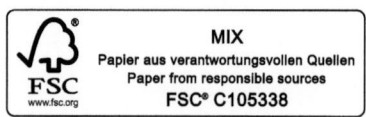
Printed by Books on Demand GmbH, Norderstedt / Germany